生存率を劇的に高める

乳癌患者の非特異的免疫力改善法

— 初診時Ⅳ期乳癌でさえ 6 例が 5 年以上完全緩解持続中 —

市橋　匠　市立敦賀病院外科

医学教育研究所

▨ はじめに ▨

　日本ではこれまで初診時Ⅳ期乳癌で, 5年以上CR (完全緩解) 維持中の報告は2例しかなく, 当院では6例が5年以上CR維持中で, かつその内の4例は, 治癒とも言えなくもない10年以上CR維持中です. その他の病期の乳癌でも当院の10年生存率は「日本一」です. 新たな治療薬を発見したわけでも特別過激な治療をするわけでもありません. 病期の評価を急がず正確に行い, 癌に対する免疫が重要と考え, それを損なわずにむしろ強める治療を進めることで高成績になっていると考えます.

　本書の読者としては, (乳腺) 外科医, 乳腺クリニック関係者, がん化学療法看護認定看護師, 乳腺外来の看護師や乳癌患者を担当する病棟看護師, 薬剤師を想定しています.

　また本書の内容に関する質問や感想, 反論等は, stagebreastcancer@gmail.com　へ是非お寄せ下さい. (その際は患者さんの同定につながる情報は記載しないよう注意下さい. 直ちに返答は困難ですが, なるべく1週間以内にはお答えします.)

（著者の利益相反, すべての項目に該当なし）

■ 目 次 ■

本書を理解するための
重要な用語と略語

■ CR：complete remission（完全緩解）

抗癌剤等による癌治療の効果判定のひとつ．画像診断等で腫瘍消失の状態が 4 週間以上続いた場合．

■ Ⅳ期

通常**遠隔臓器転移例**であるが，日本乳癌学会の取扱い規約に従い，下図で示す 同側腋窩リンパ節（腋窩から鎖骨下に向って順に，レベルⅠ～Ⅲに分類），同側の鎖骨上リンパ節，同側の内胸リンパ節（以上のリンパ節をまとめて**領域リンパ節**とも表現する）**以外の側頚部リンパ節や，対側腋窩リンパ節や，対側鎖骨上リンパ節の臨床的転移例**も含む．これらの領域リンパ節以外のリンパ節の腫脹が初診時に比較的軽度でも，**術後の化学療法で左右対称程度まで縮小しかつ腫瘍マーカーも術後の化学療法後に初めて正常化した場合**は，初診時Ⅳ期とした．

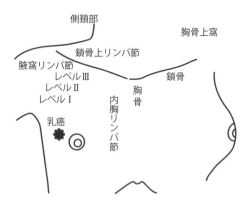

■ 腫瘍マーカー

　原則として**初診時に CEA，CA15-3，NCC439，BCA225 を**まず測定するが，肺結節などを有し，肺癌との鑑別を要した例で，初診時に**シフラ**を測定し高値を示した場合には，経過観察にシフラを測定する場合がある．月1回2項目までしか保険適応がない．治療効果は1ヵ月以内に腫瘍マーカーに反映されるはずで，腫瘍マーカーの正常化に術後2ヵ月以上を要する場合，我々が初診時Ⅳ期の診断根拠の一つにするのは理屈に合っている．時に体質や腎機能低下等で高めであることもあるので，注意が必要．

■ 補　剤

　漢方医学では，気や血（けつ）が足りない場合，これらを補って調整する「補剤（ほざい）」を治療に使うと言われている．本書では，**補中益気湯と西洋薬のシメチジンをまとめて「補剤」**と表現する．主治療薬である抗癌剤やホルモン療法剤や分子標的治療剤ではないという意味で名付けたが，筆者としては非常に重要な薬剤であり，主役を助ける名脇役であると考えている．2剤とも非特異的免疫療法の位置付けである．**補中益気湯**は毎日5g分2：食前（常用量は1日7.5gで，副作用を減らすため減量），忘れるくらいなら食後でも可，飲み辛い場合は服薬ゼリーで，**シメチジン**は毎日2錠(200mg)分2の食後投与としている．

■ 術前化学療法

　植皮を避けたい等，原発巣を小さくして手術施行を容易化するために筆者らも時に行うが，術後の病理検査で病期を過小評価する恐れあり．

■ BBB：Blood - Brain Barrier （血液脳関門）

　有害物質から脳を守るための脳血管独自の装置．他臓器に比べ，脳では抗癌剤が腫瘍へ到達しにくく効果が出にくい．活性化されたＴ細胞（末梢血中のリンパ球の７０〜８０％をＴ細胞が占める）がBBBを通過することや，脳への免疫細胞の出入口のリンパ管も発見された．

■ RCT : randomized controlled trial

　無作為化比較試験．複数の治療法の効果を比べる時に，治療開始前に患者をくじ引きや乱数表等でグループ分けする．グループ分けに研究者の主観が入り込まず，結果の信頼性が高い．本書で紹介した治療法は，複数の治療法のいいとこ取りで良い結果が出ることは予想されたが，ここまで良好とは予想できなかった．一方複合的で複雑なプロトコールであり，RCTは困難と考える．

■ 生存率

　単に生死を評価する場合は，「**全生存率**（overall survival, OS）」，疾患がない状態での生存を評価する場合は，「無病生

存率（disease-free survival, DFS）」, 腫瘍の増悪がない状態での生存を評価する場合は, 「無増悪生存率（progression-free survival, PFS）」等が用いられる. 本書の第2章での10年生存率は**全生存率**である.

■ メタ解析

　過去に行われた複数の臨床試験の結果を, 統計学の手法を用いてまとめ, 全体としてどのような傾向がみられるかを解析する方法. 個々の試験でははっきりとした結果が得られない場合でも, 複数の試験の結果を統合すると一定の傾向がみえてくることがある. 信頼性が高い無作為化比較試験を選んでメタ解析を行うことで, 非常に信頼性の高い結果を得ることができるとされている.

■ 非特異的免疫療法

　免疫力全体を強化する治療法. 古くはBCG, ピシバニール, レンチナン, 丸山ワクチンが有名であるが, 我々は**補中益気湯やシメチジンを非特異的免疫力の増強を主目的**に投与する.

■ NK(Natural Killer) 細胞

　B細胞受容体を発現していない大型の顆粒性リンパ球で, 定常状態でも活性化した細胞傷害性リンパ球に特徴的な形態で, 新たなタンパク質合成や再構成をほとんどせずに, 細胞傷害性を示せ, 迅速に応答する. 10種類のセンサー群を組

み合わせて癌を認識. 強い細胞傷害能があり自己を攻撃する可能性もあることから，様々な活性化シグナルを受けないと攻撃を始めない. 癌細胞やウイルスに感染した細胞を攻撃するNK細胞の強さは**NK活性**と呼ばれ，免疫力の指標のひとつとされている.

CTL：Cytotoxic T Lymphocyte（細胞傷害性T細胞）

リンパ球の一種で，宿主にとって異物になる細胞（例えば癌細胞）を認識し破壊する. キラーT細胞とも呼ばれる. 抗原を分解したペプチドを**抗原ペプチド**といい，それらで活性化されて初めて細胞傷害活性を持つ. **樹状細胞**のみが単独でこの活性化を行うことができる. CTLの一部は，メモリーT細胞となって，異物に対する細胞傷害活性を持ったまま宿主内に記憶される.

樹状細胞

取り込んだ抗原を他の免疫系の細胞に伝える役割を持つ. 薬物等により癌細胞が細胞死（**アポトーシス**）に陥り，それを貪食分解した樹状細胞が活性化されて成熟すると，リンパ節や脾臓等に移動して，取り込んだ抗原に特異的にTリンパ球を賦活化（非常に効率的でマクロファージより優れている），Tリンパ球は血管内から腫瘍組織に移動浸潤し，癌細胞を攻撃する.

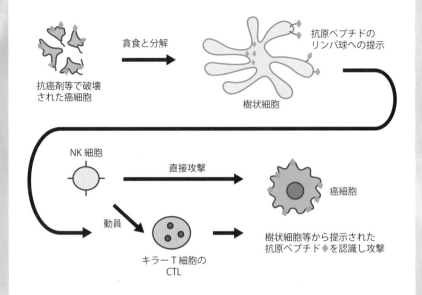

抗癌剤等で破壊された癌細胞　貪食と分解　樹状細胞　抗原ペプチドのリンパ球への提示　NK細胞　直接攻撃　癌細胞　動員　キラーT細胞のCTL　樹状細胞等から提示された抗原ペプチド◆を認識し攻撃

■ 補中益気湯

　　補中益気湯の免疫活性化メカニズムには，NK 細胞の活性増強，樹状細胞の抗原提示能力や貪食能増強等が関与し，マウスでも人体でも証明されている．マウスと異なり人体では，癌罹患による意欲の低下，倦怠感，抗癌剤による消化器の吸収能の低下にも有効．補中益気湯の**適応症**は，食欲不振，胃下垂，痔，脱肛，多汗症等であり，これらから選んで投与開始するが，副作用が疑われたら直ちに中止し，現在までに大事に至った経験はない．関節リウマチを有し，その治療でステロイド内服中の我々の初診時Ⅳ期乳癌例（後出の表1）の中の「症例3」は，免疫力強化による関節リウマチの悪化を心配され，補中益気湯の内服の同意が得られず，補剤で投与したのはシメチジンのみであった．他の補中益気湯が継続投与となっていない症例は，実際投与して副作用で中止となっ

た例が多い.

副作用：発疹，蕁麻疹，食欲不振，胃部不快感，悪心，下痢
では，医師，薬剤師に相談するように指導する．発熱，から
咳，息切れ，呼吸困難（間質性肺炎），尿量が減少する，顔
や手足がむくむ，まぶたが重くなる，手がこわばる（偽アル
ドステロン症），体がだるくて手足に力が入らない，手足が
ひきつる，手足がしびれる（ミオパチー），体がだるい，皮
膚や白目が黄色くなる（肝機能障害）等は，稀に（　）内に
示した副作用の初期症状である可能性があるので，使用をや
めて，すぐに医師の診療を受けるべきであると記載されてい
る．市販でも入手可能であるが，主治医の許可が必要と強く
指導すべきである（チェーンドラッグストアでは，気力，体
力，食欲低下に，常与量の半量が 5 日分で 2000 円程で，
通販では約 1 ヵ月分が 4000 〜 5000 円程で売られている）.

シメチジン

　癌宣告によるストレス胃十二指腸潰瘍治療の名目で投与開
始する．乳癌を含む固形癌は，大きくなるためには血管新生
が必要である．シメチジンが血管内皮細胞の管腔形成を阻害
して**腫瘍血管の新生を阻害**し，癌組織の増殖を抑える可能性
が示唆された〔Biomed Pharmacother. 2005; 59(1-2)〕．シ
メチジンが接着因子 E- セレクチンの発現を抑制することに
より，癌の**転移を抑制**する機序も報告されている〔Cancer
Resear. 2000;60(14)〕．高濃度ヒスタミンによる免疫抑制状
態の大腸癌原発巣に対し，シメチジンがヒスタミンを阻害す
ることによって tumor infiltrating lymphocytes (**TIL**) の腫瘍

への浸潤を増加させ，患者の生存率を向上させたとの論文もある〔Cancer 1997;80(15)〕．大腸癌術後 1 年間の抗癌剤単独投与群と抗癌剤＋シメチジン投与群の比較で，シメチジン投与群の生存率が有意に良好であったとの論文もある〔Lancet 1995;346（115）〕．しかし発売から月日が経過し，開発メーカーの意欲も薄れ，癌に対する大規模な無作為化比較試験が行われておらず，適応症に癌はない．

副作用：比較的多いのは，5% 未満で便秘，発疹で，軽度の不眠，胃腸の不快感，血清トランスアミナーゼの可逆的な用量依存的な上昇（肝機能悪化），一過性のクレアチニン上昇（腎機能悪化）なども記載されている．非常に稀には，ショックや再生不良性貧血，白血球減少，可逆性の幻覚なども報告されているし，肝臓の代謝酵素の一部の作用を阻害して，特定の他剤の血中濃度を上げる可能性がある．1 ヵ月分が 3000 円程でインターネットでも購入可能ではあるが，主治医の許可が必要と強く指導すべきである．

■ 抗腫瘍剤の略語等 （ ）内は代表的商品名

TAM：タモキシフェン（ノルバデックス）
TOR：トレミフェン（フェアストン）
ANA：アナストロゾール（アリミデックス）
EXE：エキセメスタン（アロマシン）
LET：レトロゾール（フェマーラ）
MPA：メドロキシプロゲステロン（ヒスロン H）
FUL：フルベストラント（フェソロデックス）
HER：トラスツズマブ（ハーセプチン）
PER：ペルツズマブ（パージェタ）
PTX：パクリタキセル（タキソール）
nab-PTX（アブラキサン）
DXT：ドセタキセル（タキソテール）
MIT：ミトキサントロン（ノバントロン）
THP：ピラルビシン（ピノルビン）
VNR：ビノレルビン（ナベルビン）
GEM：ゲムシタビン（ジェムザール）
UFT：テガフール・ウラシル配合剤（ユーエフティ）
XEL：カペシタビン（ゼローダ）
ERI：エリブリン（ハラヴェン）

- **ERI** は免疫抑制作用を有する制御性 T 細胞および M2 型マクロファージを減少させ，細胞傷害性 T 細胞（CTL）の活性の維持あるいは増強にも寄与するとの文献もある〔AACR,2016; Abstract 5127〕.
- **TAM** の代謝産物で **TAM** の抗腫瘍効果に不可欠なエンドキシ

フェン血中濃度が，CYP2D阻害薬により50%未満に低下するとされるが，シメチジンのCYP2D阻害作用は弱く，**TAM**との併用でも乳癌の再発率に有意差なしとの報告もある〔J Clin Oncol 2010;28(2423)〕．乳癌ホルモン療法の一番手として登場した**TAM**には，僅かではあるが子宮体癌増加作用がある．黄体化ホルモン放出ホルモン（LH-RH）アゴニストとして**ゴセレリン（ゾラデックス）**や**リュープロレリン**（リュープリン）のデポー製品が進化し，3ヵ月から半年に1回しか注射しなくても良くなり，当科では最近は再発予防目的の**TAM**は，III期等で再発リスクが高い症例に，LH-RHアゴニストと併用して使うことがあるくらいである．

進行乳癌で抗エストロゲン剤を高容量で使用したい時も，副作用の点で**TOR**が**TAM**より使いやすい．

・アロマターゼ阻害剤としては，ANAより強力な**LET**を活性型VitDとともに処方している．

・**ANA**や**LET**の投与歴のある患者へのmTOR阻害剤の**エベロリムス**は，**EXE**との併用しか保険が認めない．

・**FUL**は，抗エストロゲンステロイドで，閉経後の再発または進行乳癌の治療薬として，他のホルモン療法を実施済みの乳癌を適応とする．比較的高額で抗癌剤との併用は保険が認めないが，新規の経口分子標的剤の**アベマシクリブ**（ベージニオ）や**パルボシクリブ**（イブランス）＋**FUL**併用療法が，**FUL**単剤と比較して全生存期間や無増悪生存期間を有意に延長したとの報告があり，併用が保険で認められている．

・使えるものが無くなってくると，血栓症などに注意が必要も，**MPA+XEL**が有用の時もある．

第 1 章
初診時IV期の乳癌例

1．聖路加国際病院の HER2 陽性例の成績

　2019 年の聖路加国際病院からの論文〔日本臨床外科学会誌 2019; 80(3)〕では，HER2 陽性の初診時IV期例 36 例にPER（パージェタ）＋ HER（ハーセプチン）併用療法を施行しCR を認めたのは 8 例で，CR を認めてから乳房手術を施行した 3 例はいずれも病理学的にも完全奏効で CR を維持中で，乳房手術未施行 5 例の内 2 例では脳転移が出現したと報告あり．乳房切除を行った方が CR を維持しやすい印象を受ける．また現在の日本乳癌学会理事長の前任地である聖路加国際病院が「IV期乳癌に対する予後の改善を期待しての原発巣切除を行わない」という日本乳癌学会のガイドラインに挑戦していて興味深い．

2．当院の HER2 陽性例の成績

　我々の 2008 〜 2019 年 8 月の初診時IV期例 18 例を**表 1**に示したが，そのうち HER2 陽性は 4 例で，3 例すなわち3/4 が 2 ヵ月〜 5 年 5 ヵ月 CR 維持中で，聖路加国際病院の6/36 が 8 ヵ月〜 2 年 9 ヵ月 CR 維持中と比べると，はるかに成績が良い．また HER は 4 例とも使用した．HER との併用効果はすばらしいが，PER の副作用で下痢や倦怠感が著しい時もあり，また長期投与に耐えられるかの問題もあり，我々は実際 HER2 陽性の上記 4 例中 1 例に PER を一時的に使用したのみである．

3．当院の初診時IV期例全体の成績

　症例 1 〜 4，7，11 〜 16，18 は，画像の推移や病理検査で初診時IV期であることは疑いようがない．他の症例5,6，8 〜 10，17 では，術後も高かった腫瘍マーカーが，術後の

薬剤投与後に正常化し，かつそれに対応して領域リンパ節より遠位のリンパ節が縮小したため，初診時IV期とした．症例1〜4を「臨床病期IV期の乳癌で5年以上CRが持続している4例」として，2015年に日本乳癌学会中部地方会で発表した．

　2008年から2019年8月の初診時IV期乳癌18例で全例に原発巣切除を行った．予後にて下記の3群　Ａ Ｂ Ｃに分けた．

Ａ　**術後再燃なく，現在もCRを維持したままの群**（症例1〜10）
Ｂ　**術後再燃し主治療薬変更でCR維持中群**（症例11, 12）．術後一旦再燃し抗癌剤やホルモン療法剤を変更し現在CRを維持している．
Ｃ　**死亡したか担癌生存中の群**（症例13〜18）

　Ａ Ｂ群12例中，補剤は1剤投与の4例以外の8例で，2剤とも継続投与中で，補剤なしは1例もない．Ｃ群6例中補剤を2剤とも継続投与できたのは1例のみで，補剤なしも1例みられた．結果（状態が不良で，補剤の安全性の確認を行いにくかった）か原因（補剤なしが予後を悪くした）かは，不明である．

　4．初診時IV期例についての考察
　本邦では文献検索上2例〔信州医学雑誌 2005;53(3)と北海道外科雑誌 2007;52(1)〕しか見つからない初診時IV期乳癌で，5年以上CR持続の報告では，2例ともホルモン受容体が陽性HER2陰性で，当院の初診時IV期乳癌で10年以上

表1：2008年〜2019年8月の初診時IV期例

（2020年6月の時点での成績）

症例番号	初診時		癌組織の		原発巣最大径	切除材料のリンパ節転移数**
	年齢*	西暦	ER/PgR/HER2	核グレード/Ki16		
A 再燃なしで CR 維持中群						
1	60代前	2008	+/+/−	不明	8cm	(4)
2	60代後	2009	+/+/−	1	10cm	
3	50代前	2009	+/+/−	1	5.4cm	45
4	50代後	2009	+/−/−	3	7 cm	((2))
5	60代前	2013	−/−/−	3	6 cm	((1))
6	50代後	2014	+/±/+	2	4 cm	18
7	60代前	2014	−/−/−	3/80	4.5cm	(0)
8	50代後	2017	+/−/+	3/>50	3 cm	7
9	40代後	2019	+/−/−	3/30	4.7cm	21
10	60代前	2019	+/−/+	3/30	12cm	(12)
B 再燃後の主治療薬変更で CR 維持中群						
11	60代後	2012	+/+/−	2	4.1cm	(9)
12	60代後	2015	+/+/−	/＜10	11cm	(1塊)
C 乳癌死または担癌生存中群						
13	50代前	2012	+/+/−	1/	6.5cm	11
14	50代前	2012	+/+/−	3/	不明	
15	60代前	2014	+/−/−	2/<10	3 cm	(0)
16	70代後	2015	−/−/−	1/50	5cm	(0)
17	70代後	2016	+/−/−	不明	4.5cm	(0)
18	70代前	2017	−/−/+	3/40	2.2cm	0

＊前：前半，後：後半

＊＊（ ）は術前化学療法例，（（ ））はサンプル切除例，空欄は廓清なし

初診時IV期とした根拠		補剤：漢方/シメチジン	初診からの生存期間（）は死亡例	CR維持中の期間
腫瘍マーカーが正常化するまでの月数	画像/病理 LN：リンパ節			
6ヵ月	両側肺胸膜転移消失	＋/＋	12年	10年2ヵ月
6ヵ月	対側乳房腫瘍は転移と	＋/＋	11年5ヵ月	10年4ヵ月
	対側腋窩 LN 縮小	－/＋	11年2ヵ月	10年2ヵ月
2ヵ月	対側腋窩 LN 縮小，縦隔 LN 消失	＋/＋	11年3ヵ月	10年2ヵ月
3ヵ月	対側腋窩 LN 縮小	＋/＋	6年8ヵ月	6年
3ヵ月	同側々頚部 LN 縮小	＋/＋	6年2ヵ月	5年6ヵ月
	同側々頚部対側腋窩 LN 縮小	－/＋	6年2ヵ月	4年
2ヵ月	同側々頚部 LN 縮小	＋/＋	2年7ヵ月	11ヵ月
2ヵ月	同側々頚部 LN 縮小	＋/－	11ヵ月	5ヵ月
8ヵ月	対側腋窩 LN 消失	＋/＋	10ヵ月	2ヵ月
8ヵ月	対側胸水細胞診陽性	＋/－	8年1ヵ月	1年10ヵ月
4ヵ月	肋骨転移多発肺転移	＋/＋	4年8ヵ月	3年2ヵ月
	肺転移や胸膜播種が一時縮小	＋/＋	（3年5ヵ月）	
	癌性リンパ管症，肺胸椎転移	－/＋	（4年4ヵ月）	
	腸骨転移	－/＋	（4年1ヵ月）	
	肺肝転移胸水	－/－	（3ヵ月）	
4ヵ月	対応して対側鎖骨上 LN 縮小	＋/－	4年2ヵ月	
9ヵ月	肝転移消失	＋/－	2年7ヵ月	

CR 持続中の症例 1 から 4 同様，ホルモン療法剤・抗癌剤同時併用投与（ここで言う同時併用投与は，決して同じ日に両者を始めたという意味ではなく，別々に始めて副作用がないことを確認するのが常識）が著効していた．当院で 5 年以上再燃のなかった 6 例中 HER2 陽性例（ホルモンレセプターも陽性），トリプルネガティブが各 1 例あり，どちらにもシメチジンと補中益気湯が併用されており，これらと HER や ERI といった比較的新しい薬の共同作業で，長期 CR を導けた可能性がある．

　比較的早期の乳癌で古いタイプのアンスラサイクリン系抗癌剤と TAM の併用で，同時投与群と順次投与群の比較で，順次投与群の方が成績が良かったとの臨床試験報告がある．この結果からホルトバジーは，抗癌剤とホルモン療法剤の同時併用は避けるべしとしているが，我々は異なる意見で，併用可能なものは安全を確認しつつなるべく同時併用するという立場をとる．非特異的免疫療法の力は弱いので，種々の抗癌薬で癌細胞の数や多様性ができるだけ減少している方が完治に繋げる可能性が高まると考えるからである．

5．初診時IV期例での原発巣切除の意義

　癌細胞の DNA は，変異しやすい不安定な状態にあるため，分裂を繰り返すうちに，高い遺伝的多様性を獲得し，人体内における様々な環境要因で「淘汰」された「強者」の細胞が生き残る．その場所での細胞分裂の回数は，原発巣やその近くのリンパ節の方が，より遠位のリンパ節や遠隔転移巣より多く，より薬剤耐性になりやすいと推論され，原発巣やその近くのリンパ節を摘出すると予後が改善するはずである．IV期乳癌での原発巣切除が有意義であるその他の科学的根拠

として，総腫瘍量の減少や，それに伴う免疫力の向上，また薬物に抵抗性の癌幹細胞の摘出なども考察されている．今回初診時Ⅳ期例で，原発巣切除（その近くのリンパ節郭清を行った症例もあり）＋薬物療法で完治ができないか検討したが，同じⅣ期でも少しでも早めの症例（通常の乳癌と同様の契機で発見され偶然遠隔転移を伴っていた）と比べて，呼吸苦や両下肢不全麻痺など日常生活が過ごせなくなるまで放置していた症例では，死亡群に入りやすい印象は得られた．すなわち同じⅣ期でも早めの方が，遠隔転移巣での細胞分裂回数がまだ少なめで薬剤耐性になりにくいからであろうと推測する．闘病意欲も免疫能に影響するため，本人に「遅過ぎ」と強調しないで頂きたい．

　Ⅳ期乳癌で化学療法後の原発巣切除可能な症例を，無作為に原発巣切除群と非切除群に分けて予後を比較し，生存期間中央値は両群とも 20 ヵ月前後で有意差がないものの，遠隔転移無増悪期間は手術群で有意に悪化という論文〔Lancet Oncol.2015;16(13)〕等を根拠に，国立がんセンターのハンドブックでは，Ⅳ期乳癌で局所を切除するのは，疼痛や出血，

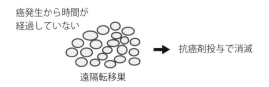

癌発生から時間が
経過していない

遠隔転移巣　　　→　抗癌剤投与で消滅

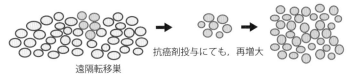

癌発生から時間が経過し，抗癌剤耐性細胞が発生

遠隔転移巣　　　→　抗癌剤投与にても，再増大

感染のコントロールが必要な場合のみで，稀としている．

　当科の成績は，現時点で**表Ⅰ**の初診時Ⅳ期例 18 例全例で原発巣を切除，また内 12 例が CR 持続中で，18 例の生存期間中央値も 4 年以上で上記論文と全く異なり，今後が期待できる．

　つい先日肝転移を有する壊死潰瘍形成部に感染した状態の初診時Ⅳ期乳癌で入院した新患で，自宅同様にシャワーで患部を洗っている時に同部から動脈性出血が始まり，筆者としては初めて乳癌の緊急手術を行った．このような症例では，入院しての治療開始が重要で，「出血コントロール目的の局所切除がありうる」との先人の教えを患者に伝えておいたので助けられた．

　また我々が検討した初診時Ⅳ期で，CR 維持中の 12 例中初診時の血色素が 12.0g/dl 以下の貧血が 5 例にみられた（最低は，症例 2 の 6.7g/dl で輸血を行った）が，原発巣からの体外への出血や腫瘍内部での壊死出血で，免疫関連の血球成分，すなわち NK (Natural Killer) 細胞や T リンパ球も消耗していたわけで，その持続を断ち切るという意味で，原発巣切除は免疫学的にも効果がある（ただし切除時の出血の分は，一時的には不利となる）．

　以下，症例報告する．

6．症例報告

■ 症例 1

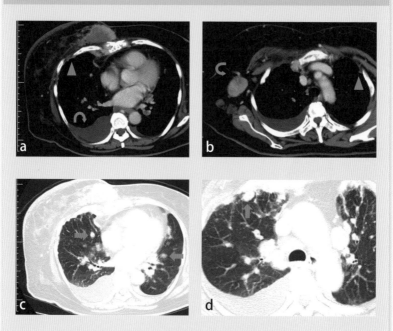

　2008 年初診時，60 歳代前半．右乳腺腫瘤 8cm 大で来院．針生検で乳頭腺管癌と判明．▲で示す両側の胸膜腫瘤，⌒で示す胸水，➡ ⬅ ⬆で示す肺腫瘤，肺門縦隔リンパ節腫脹，Ｃで示す患側腋窩リンパ節腫脹を認め，すべて転移と判断した．

　針生検材料で ER，PgR ＋ HER2 −で，シメチジン，補中益気湯の内服を開始，PTX（胸水例では DXT ではなく，PTX が選択される），MIT，LET 半年投与後（**図 e**），原発巣が著しく縮小し，遠隔転移がほぼ消失したため，右乳房

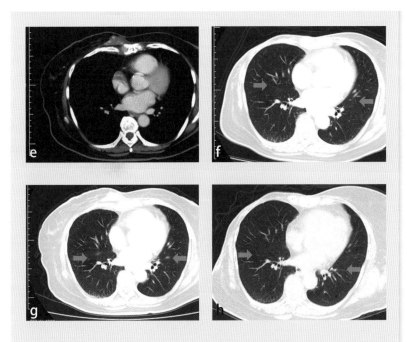

切除＋右腋窩リンパ節廓清＋植皮術を施行した.病理では，レベルⅢを含む腋窩リンパ節転移4個陽性と胸壁側**断端陽性**であった．術後 MIT を心臓への副作用防止を考え，半年追加投与で中止，PTX，LET は約1年半追加投与で術直前（**図g**➡）も残っていた両側の葉間不整肥厚も肺転移も消失し，CR（**図f**➡）となり，最近の1年7ヵ月は PTX を中止し，LET とシメチジン，補中益気湯のみ継続で，10年2ヵ月間 CR 維持中である（**図h**➡）．初診時 CEA：112.2（正常＜4.9），CA15-3：32.0（正常＜30）と高値を示していたが，CA15-3 は初診2ヵ月後に正常化し，CEA は術前に14.5まで低下，術後はどちらも正常値が持続中である.

症例 2

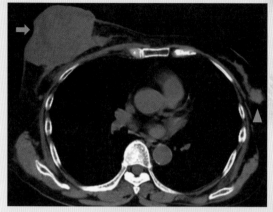

a

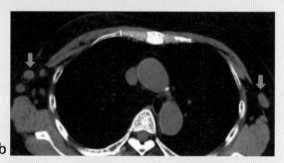

b

2009 年初診時，60 歳代後半．右乳房中央の出血壊死を伴う 10cm 大の紡錘細胞癌（図 a ➡）に右乳房切除＋植皮術を，対側乳房転移（図 a ▲）に左乳房部分切除術を施行した．腫大した両側腋窩リンパ節（図 b ⬇）や患側腫大内胸リンパ節は放置した．

ER，PgR ＋ HER2 －で，術後シメチジン，補中益気湯，DXT，MIT，LET の投与を開始した．1 年後すべてのリンパ節腫脹が消失し（図 c ⬇），MIT は中止した．DXT も不

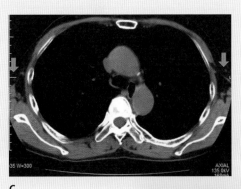

c

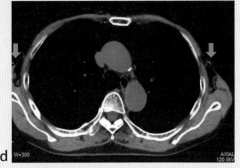

d

整脈で 4 年半で中止し，ERI に変更も倦怠感で 1 回投与で
中止した．CR のまま 10 年 4 ヵ月間（**図 d** ⬇）経過し，
補中益気湯，シメチジン，LET のみ継続投与中である．初
診時 CA15-3；47.2（正常＜ 30）は術後に正常化し，現
在も維持中である．BCA225；696（正常＜ 160）は，初
診から半年後に一旦正常化した．しかし 2 年 8 ヵ月前から，
腎機能が，80 歳前後の年齢相応にクレアチニンで最大
0.99 まで低下し，BCA225 は 200 前後にまで上昇し変動
している．画像が CR であり，再発による上昇ではないと
考えている．

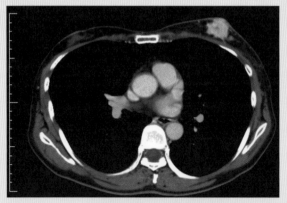

a

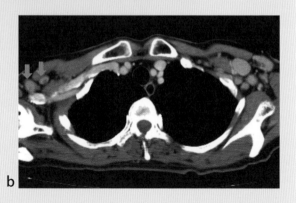

b

　2009年の初診時，50歳代前半．左乳頭直下の38×
54mm大の乳頭腺管癌で，腋窩リンパ節は左のみならず
右も複数が1cm以上に腫脹し造影されていた（**図b**↓）.
左乳房切除＋左腋窩リンパ節廓清術を施行．その病理検査
で左腋窩リンパ節に，転移45個（その内レベルⅢが6個）
を認めた．ER, PgR（＋）HER2（－）で，関節リウマチ
が持病であるため，補中益気湯は術後も開始せず．シメチ

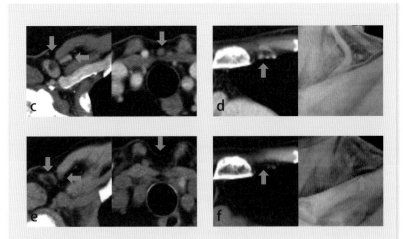

ジン，リュープロレリン，TAM，DXT，MIT を開始した．
初診時（**図c, d**）と比べると，1 年後（**図e**）には，造影
される右腋窩腫脹リンパ節複数が縮小し（最大のは短径が
15 から 9mm に縮小し，偏心性皮質肥厚も正常化），
5mm 程の胸骨上窩リンパ節がほぼ消失，初診時にはこれ
らに転移があったと考え，IV 期と判断した．また**図d**に
示す左内胸リンパ節や左鎖骨上リンパ節も消失し，CR と
判断した．MIT，リュープロレリンは 1 年で中止し，術後
6 年目で TAM を LET に変更し，現在 DXT は 2 ヵ月毎に
減量し，シメチジン，LET 同様継続中である．CR は 10
年 2 ヵ月間持続中である（**図f**が，CR となって 5 年の状
態を示す）．腫瘍マーカーは 5 種検討も，初診時から現在
まで正常のままである．上記リンパ節の縮小消失とリウマ
チの病勢に関連はみられず，経過で側頸部や鼠径部等他部
位に腫大リンパ節なく，初診時上記リンパ節には転移が
あったと考えた．

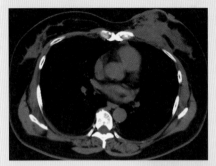

a

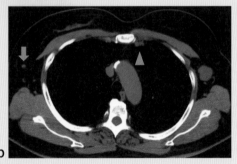

b

　2009 年の初診時，50 歳代後半．皮膚潰瘍を伴う 7cm
大の左内側域の乳頭腺管癌で，肋間筋との間の脂肪層は部
分的に認めるのみ（図 a）．左内胸リンパ節は 14mm 程に
腫大し（図 b ▲）．根治手術は不可能と判断，左乳房切除
＋腫瘍裏に連続する部分の大胸筋切除＋左腋窩**リンパ節サ
ンプリング**＋植皮術施行．病理では，胸壁側**断端陽性**で，
レベル I リンパ節転移 2 個であった．右腋窩リンパ節
8mm 程複数（図 b ⬇），が，術後ホルモン化学療法 1 年で
約 1/2 に縮小し，現在も同じ大きさのままである．
　PgR ＋，ER，HER2 －で，腫脹した左内胸リンパ節（図

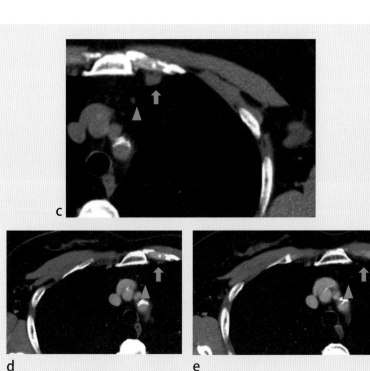

c ⬆）と，近くの 5mm 程の前縦隔リンパ節（**図 c** ▲）や
右腋窩リンパ節が，術後シメチジン，補中益気湯，LET を
開始し，DXT，MIT 1 クール投与後縮小し始め，Ⅳ期と判
断した．術後 1 年で，上記左内胸リンパ節と前縦隔リンパ
節は消失し（**図 d**），MIT を中止した．現在補中益気湯，
シメチジン，LET は継続し，DXT は 8 週毎に減量継続し
ているが，CR になってからの 5 年 2 ヵ月後も CR を持続
している CT が**図 e** で，CR になってから 10 年 2 ヵ月後
の CT 画像も変化なしを維持．初診時 NCC-439（正常＜ 4.5）
が 50.3 と高値であったが，初診より 2 ヵ月以降正常が持
続している．

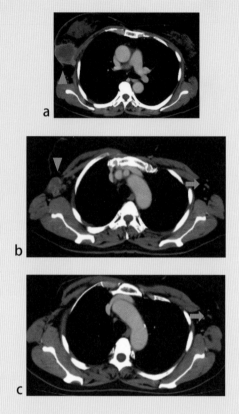

　2013年の初診時，60歳代前半．潰瘍化した右乳腺腫瘍6cm超（図a▲）で来院，針生検では充実腺管癌でER，PgR，HER2（−）で，術前ケモ（DXT＋MIT）でCEAがやや増加，局所の発赤の範囲もやや拡がり，化学療法1クール終了後に非定形乳房切除と腋窩入口部の腫大したリンパ節（図b▼）摘出＋植皮術を行った．術後病理では，そのリンパ節▼に転移を認め，乳腺は断端（−）で

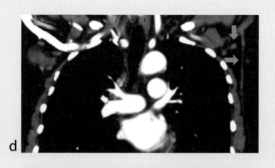

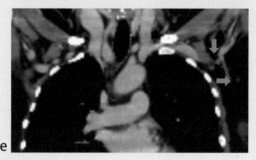

あった．補中益気湯，シメチジンを開始，術後の抗癌剤は
ERI に変更した．術前に認めた対側腋窩の腫大した複数の
リンパ節（**図 b，図 d** ⬇➡）長径 12 から 11mm は，術
後 5 ヵ月後（**図 c，図 e**）に半分程に縮小し現在まで持続
中で，腫瘍マーカーが正常化するのに術後 3 ヵ月を要し
たため〔シフラは 100 が，翌月 3.5 以下となり正常化，
CEA（正常 < 4.9）は 391.6 が毎月漸減し，3 ヵ月後に正
常化〕，初診時Ⅳ期乳癌と考えた．CR と判定後 5 年以上
経過した 2019 年にまだ本人の不安も強く，ERI の 2 投 1
休投与を隔週投与に減量し，CR6 年間維持の現在も，補
中益気湯，シメチジンとともに投与継続中である．

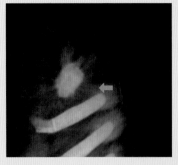

a

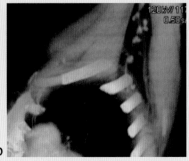

b

　2014年に，左乳頭直下の 4×3cm 程の腫瘤 ⬅ で，50歳代後半で来院（**図a, b, c** が初診時）．針生検は硬癌で左腋窩リンパ節は多数が 1cm 程に腫大（**図b**），左乳房切除と，レベルⅢまでのリンパ節廓清と，両側大腿からの植皮を行った．病理では，レベルⅢの 2 個を含む 18 個のリンパ節転移を認め ER（＋），PgR（±），HER2 は FISH 法で（＋）となった．術後シメチジン，補中益気湯，LET 内服と 3 週毎 DXT，HER＋6 週毎 MIT を開始した．術前CT の左深頚部リンパ節 5〜6mm 複数（**図c ▲**）が，術後7ヵ月には 3mm 大へ縮小（**図d**），左鎖骨上のリンパ節11×6mm も約半分に縮小，その後変化なし．初診時腫

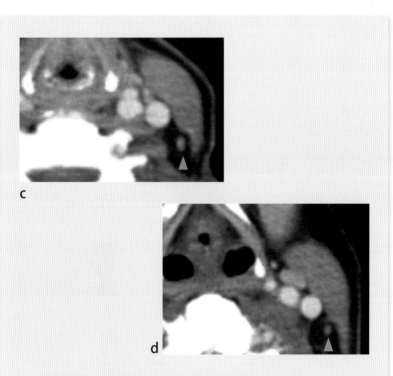

c

d

瘍マーカー5種のうち，NCC439のみが46.5（正常＜4.5）
と高く，毎月採血も正常化に3ヵ月を要したことから，
初診時IV期の症例と考えた．半年後MIT10mgを
THP20mgに変更，さらに1年間投与で中止，HERは2
年間で中止し，DXT4週毎のみに変更継続し，CR5年6ヵ
月維持中である．

症例7

2014年初診時，60歳代前半で，右充実腺管癌．ER，PgR，HER2（−）．最大径4.5cm，核グレード3，Ki67；80%，術前化学療法はDXT＋MITで開始も，自覚的副作用強くERIに変更した．3ヵ月で主腫瘤はやや縮小し，腋窩側の4cm程の娘結節や1cm超の患側腋窩リンパ節複数も半分程に縮小した（1cm超の対側腋窩リンパ複数も半分程に縮小し，初診時IV期とした）．乳房切除時レベルIIまで廓清したが，術後病理では腋窩リンパ節転移なく（学問ではないので半割面に癌組織見えずの意味），主腫瘤や娘結節には壊死，硝子化，線維化を認めるも，残存癌組織あり．乳房切除後の化学療法としては，肝機能障害等でERIからGEM等に変更も，1年半前には抗癌剤中止とし（循環器疾患や糖尿病等多数の疾患を有し，補中益気湯は試せず），外科からはシメチジンのみ継続中．同側の側頚部リンパ節1cm程複数が2/3程まで縮小し，その後4年間増大なく，対側腋窩リンパ節複数も縮小したままで，CRが4年間持続中とした．

症例8

2017年初診時，50歳代後半閉経後で，右乳頭腺管癌．ER（＋），PgR（−），HER2（＋）．最大径3cm，核グレード3，Ki67＞50%，レベルIIのリンパ節を含め，7個の同側腋窩リンパ節に転移あり（うち1個は4cm大）．乳房

切除後，HER ＋ DXT ＋ MIT の化学療法や LET によるホルモン療法，補剤(シメチジンと補中益気湯)投与を継続し，腫瘍マーカー BCA225 とシフラの正常化に 2 ヵ月を要し，同側の側頸部リンパ節が縮小したため，T2N2M1 初診時 IV 期とした．MIT は 1.5 年（12 回投与）で中止し，他の薬剤は継続投与中．同側の側頸部リンパ節初診時 1cm 前後複数が半分まで縮小し，その後 11 ヵ月間増大なく，CR が 11 ヵ月間持続中と判断した．

■ 症例 9

　2019 年初診時，40 歳代後半，閉経前で，左硬癌．ER(＋)，PgR，HER2（－）．最大径 4.7cm，核グレード 3，Ki67；30%，レベル III のリンパ節を含め 21 個の同側腋窩リンパ節に転移あり．乳房切除後 DXT ＋ THP の化学療法やリュープロレリンによるホルモン療法，補剤（シメチジンで好中球が減少した印象ありで中止したため，補中益気湯のみ）投与を継続し，腫瘍マーカー CA15-3 の正常化に 2 ヵ月を要し，同側の 12mm の側頸部リンパ節が，初診から半年後には約 1/2 に縮小（同側鎖骨上リンパ節は約 1/3 に縮小し，1cm 程の内胸リンパ節はほぼ消失）したため，T2N3M1 初診時 IV 期とした．その後 5 ヵ月間の CR 維持中である．

症例 10

　2019 年初診時，60 歳代前半で，右小葉癌．最大径 12cm，核グレード 3，Ki67；30%．針生検ではトリプルネガティブのため，DXT＋THP を開始し，右内胸や対側腋窩リンパ節は縮小傾向も，娘結節で変化ないものもあり，異常高値の腫瘍マーカー 3 種中 BCA225 は上昇が持続し，正常上限の 8 倍以上にまで増加したため，初診から 3 ヵ月後，右乳房切除＋レベル I のリンパ節廓清を行うと，12 個の同側腋窩リンパ節に転移あり．切除標本で ER(＋)，PgR（－），HER2（＋）に変更となり，化学療法も HER＋DXT＋THP に変更，LET によるホルモン療法を追加，補剤（シメチジンと補中益気湯）投与は継続した．他の 2 種の腫瘍マーカーの正常化に数ヵ月遅れて，BCA225 は初診から 8 ヵ月後に正常化した．その 3 ヵ月前には，CT で初診時 1cm 程あった右第 1 肋間内胸リンパ節は半分以下となり，初診時皮質が肥厚した 1.5cm 大の対側腋窩リンパ節は消失し，初診時 IV 期で，現在は BCA225 正常化の時点から，CR 2 ヵ月間維持中とした．

■ 症例 11

　2012 年初診時，60 歳代後半．右硬癌 ER，PgR（＋），HER2（−）で，T4N2M1 対側癌性胸膜炎（胸水細胞診で確認済み）を有した．左胸腔に，胸膜刺激剤と PTX 注入で胸水が制御され，右乳房切除，その後 PTX＋MIT，LET 全身投与で，NCC439 が初診時 20.7 が，3 ヵ月後正常化（4.5 以下），CA15-3 が初診時 81.5 が，8 ヵ月後正常化（31.3 以下），その後転倒し大腿骨骨折で抗癌剤投与を半年間中断，腫瘍マーカーの増減に合せて，抗癌剤を ERI その後 VNR に変更，3 年前からはホルモン療法剤の FUL 筋注単独に変更し，最近 1 年 10 ヵ月はマーカーは正常が持続し，画像的にも再発なし．胃潰瘍でランソプラゾールがかかりつけ医から投与中で，補剤は補中益気湯のみ継続中である．

■ 症例 12

2015 年初診時，60 歳代後半．右硬癌．ER，PgR（＋），HER2（−）で，T4N2M1 単発肋骨転移，無数の肺転移を有した．DXT＋MIT（1 年間で MIT のみ中止），LET から投与開始，肺転移縮小後乳房切除＋レベル I 腋窩リンパ節郭清を行うも，1 塊の転移リンパ節で初診時よりは縮小し

ていた．腫瘍マーカーの CA15-3 とシフラが，初診から4ヵ月後正常化も，その後シフラのみ再増加で，抗癌剤を2017年4月から ERI に変更し，1週間後からマーカー再正常化し，現在も持続中である．現在は，肋骨転移も肺転移も瘢痕化したままで，3年2ヵ月間 CR を維持中で，抗癌剤は ERI を，内服は LET とともにシメチジン，補中益気湯を継続使用中である．

症例 13

初診時，50 歳代前半閉経前．左硬癌．ER, PgR（＋），HER2（－）．最大径 6.5cm．T4N2M1；多発肺転移．術後 3 年 4 ヵ月で乳癌死した．

症例 14

初診時，50 歳代前半閉経前．左硬癌．T4N2M1；多発肺転移胸椎転移で両下肢不全麻痺で来院．椎体照射，左乳癌が右乳頭を越して広範囲に皮膚浸潤し，最大径は不明．化学療法で縮小後出血防止に両側乳房切除，その後 3 年 4 ヵ月で乳癌死した．

症例 15

初診時，60 歳代前半．2 年生存率 20％と言われる脳神経膠腫の治療開始 3 年目で，アルキル化剤 (免疫抑制のために使われるアルキル化剤としては，シクロホスファミドが有名で,乳癌の標準治療薬に組み込まれる場合が多いが,その免疫抑制作用ゆえに筆者は使用を避けている．本例で使用されていたアルキル化剤は，テモゾロミドで神経膠腫

に劇的に効いていたが，その副作用として，二次性悪性腫瘍発生に注意との記載あり）投与中の左硬癌 ER（＋），PgR，HER2（－）. T4N2M1 腸骨転移で，化学療法後縮小し，乳房切除，その後胸椎にも転移し，薬剤を多数試すも，術後 3 年 8 ヵ月で病死した.

症例 16

　初診時，70 歳代後半. 呼吸苦から発見された 4cm 大の右粘液癌＋硬癌で，トリプルネガティブ. T4N2M1 両側癌性胸膜炎，肺肝転移. 症例 1 と異なり，右肺はほぼ全虚脱で，右胸腔に胸膜刺激剤と PTX 注入で，右胸水が一時的に制御でき，化学療法で原発巣やや縮小し，切除もその 2 ヵ月後，癌性リンパ管症による呼吸不全で，乳癌死した.

症例 17

　2016 年初診時，70 歳代後半. 左硬癌. ER（＋），PgR，HER2（－）. T4N2（化学療法 3 クール後，手術 pN0 となる）M1；造影される対側鎖骨上の 8mm のリンパ節（術前化学療法で半分に縮小）. BCA225 とシフラが，初診 4 ヵ月後正常化. その半年後，対側鎖骨上リンパ節が再増大し，マーカーも増加以後，抗癌剤は種々変更中で，

初診から 4 年 2 ヵ月の現在は，FUL ＋パルボシクリブ投与中で，胸骨前方の胸壁再発を有し，生存中である．

■ 症例 18

　　2017 年初診時，70 歳代前半．右硬癌で T2N0M1 多発肝転移を有した．ER，PgR 陰性で，HER2 陽性から，術後化学療法は，HER ＋ DXT ＋ MIT で開始し，BCA225（正常 < 160）は 1007.9 が，CEA（正常 < 4.9）は 18.0 が，それぞれ術後 7 ヵ月と 9 ヵ月で正常化も，肝転移巣の一部が再増大したようにみえたため，主治療薬を術後 8 ヵ月から PER ＋ HER ＋ ERI に変更し，肝転移巣は術後 12 ヵ月では画像上すべて消失し，それが腫瘍マーカーの正常値維持とともに現在も持続している．初診から 2 年 5 ヵ月後に軽度のふらつきの訴えから，微小脳転移多発を発見．ガンマナイフ治療，別の抗 HER2 薬であるカドサイラ投与とし，縮小し始めた．

　　非特異的免疫療法の主要な担い手の**リンパ球が脳組織にも移行する**せいか，2008 年から 2019 年 8 月までの当院初診時Ⅳ期例（**表 1**）の中で，他部位の転移が薬剤で消えたのに，**脳転移のみ**を認める惜しい症例は，本例だけである．

　　後出の**表 2**に示した 2011 年の体系的治療開始後から，2018 年までの初診時 80 歳未満の HER2 陽性の初診時Ⅰ～Ⅲ期の 32 例中，遠隔転移での再発は 4 例（乳癌死は肺

転移による 1 例のみ，肺転移，胸椎転移が改善各 1 例，
肺骨転移再発後 CR4 年維持中が 1 例）で，同時期（2011
～ 2018 年）の初診時Ⅳ期例の HER2 陽性 3 例と合わせ
ても，有症状の脳転移を発症したのは本例のみであった．
日本乳癌学会診療ガイドラインが，遠隔転移ありの HER2
陽性例の 30 ～ 44% 以上で，有症状の脳転移を発症する
という比較的新しい論文〔J Clin Oncol.2014;32(19)〕を
引用していたが，当院のそれに対応する値は 1/(4 ＋ 3) で
約 14 ％となり，かなり少ない．当院の症例 18 では，
HER や PER の分子量が大きく，BBB を通過しにくく，脳
転移巣では主治療薬が十分作用できず，一方補剤の力はそ
れのみでは不十分で，脳転移のみが増大し有症状となった
ことが示唆された．今後はカドサイラと補剤の相乗効果を
期待する．

第2章
初診時0期～Ⅲ期の乳癌例

1．0〜Ⅲ期の当院の成績と他院の成績との比較

　下のグラフに示すとおり，院内の独立部門である病歴室が2019年3月に行った乳癌術後の予後調査で，2000〜2017年の切除例の10年生存率（カプランマイヤー法で算出）は，0期100％（100%），Ⅰ期100％（94%），Ⅱ期98％（86%），Ⅲ期82％（54%）―（　）内は長崎県で乳癌切除最多を誇る長崎医療センターの当院と似た時期である2000〜2015年の切除例での成績：同病院ホームページより引用―で，他院と比べて極めて優秀である（他の主要病院のホームページとの比較でも同様）．病期分類は退院時のもので，退院後の外来化学療法で，腫瘍マーカーが初めて正常化したとか，画像の比較で外来化学療法後に領域リンパ節より遠方のリンパ節が縮小した等から，初診時の病期をⅣ期に変更などの操作は一切入っていない病歴室によるものであり，公平な比較となっている．各病期の症例数は，nで示す．

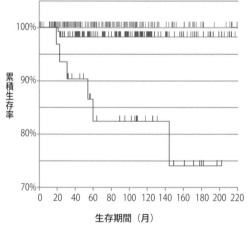

2000-2017年乳癌切除例の生存曲線（当院）

凡例：
- 0期(n=55)
- Ⅰ期(n=141)
- Ⅱ期(n=123)
- Ⅲ期(n=32)

縦軸：累積生存率（100%, 90%, 80%, 70%）
横軸：生存期間（月）（0, 20, 40, 60, 80, 100, 120, 140, 160, 180, 200, 220）

（10年生存率）	当院	長崎医療センター
0期	100.0%	100.0%
Ⅰ期	100.0%	94.0%
Ⅱ期	98.0%	86.0%
Ⅲ期	82.0%	54.0%

再発予防の化学療法での G-CSF（顆粒球コロニー刺激因子）の使用はほとんど経験ないし，予防的抗癌剤使用では，**吐気，嘔吐**や周囲の人が気付くような**脱毛**にはほぼ出会わないし，**カツラも不要**である．乳癌の初回治療として勧められる一般的多剤併用抗癌剤の中の**シクロホスファミド**は，免疫抑制目的のみでも使用されるくらい免疫抑制作用が強い．タキサン系抗癌剤である PTX，DXT 発売の 3 年後の 2000 年以後，筆者としては原則的にシクロホスファミドは使わず，**タキサン系とアンスラサイクリン系抗癌剤の併用投与**をベースとした．2008 年に術後補助化学療法への適応追加となった分子標的治療剤 **HER** は，適応があればなるべく**併用**している．若くて健康な人でも 1 日 3000 ～ 5000 個もの癌細胞が発生しており，それらを見つけて破壊するのが NK（Natural Killer）活性であり，NK 活性を高める作用を有する笑いや適度な運動，薬物も勧める（第 1 章でも紹介の補剤：**補中益気湯とシメチジン**であり，実際当院の Ⅰ からⅢ期症例の半数以上で，補剤の 1 または 2 剤が 5 年以上投与されていた）．

　当院の生存率が他施設より遥かに優れているのは，主に免疫力を大事にしているためと考える．また肥満の患者には，再発しやすくなったり，採血がしにくい，抗癌剤が漏れやすい等，非常に不利なので，しつこく減量を呼び掛ける．こんなことも術後生存率の改善に寄与している可能性がある．

2．dose-dense 化学療法との比較

　日本乳癌学会診療ガイドラインは，再発リスクが高く十分な骨髄機能を有する場合，**G-CSF 併用の dose-dense 化学療法**を推奨する．根拠は 3 件の RCT で，OS も DFS も有意に dose-dense 化学療法群で改善を認めたからであるが，いず

れの RCT でも，シクロホスファミドが使用され，どちらの
群も癌に対する免疫を落としている可能性が高く，その場合
は dose-dense 化学療法群の方が有利ということである．標
準的 3 週毎の群と 2 週毎の dose-dense 群を比較した 26 試
験のメタ解析〔Lancet2019；393(10179)〕でも，10 年乳
癌死亡率が dose-dense 群で 2.4% 改善したが，当院の I 期
〜III 期の 10 年生存率が他院と比べ 6 〜 28% も上回ってい
るのと比べ，僅かである．

3．抗癌剤とホルモン療法剤の同時併用投与

　多くの病院は I 〜III 期でも，**抗癌剤とホルモン療法剤の同
時併用投与**を避けており，その根拠は閉経後 II 期で抗癌剤
とホルモン療法剤の 1 種 TAM の順次投与と同時投与の比較
で，無再発生存率で前者が勝ったという 2002 年の欧米の文
献〔Proc Am Soc Clin Oncol. 2002；21〕にある．閉経後の
ホルモン療法剤としてより強力なアロマターゼ阻害剤が，ま
た閉経前のホルモン療法剤としてより強力な下垂体の GnRH
受容体に対するアゴニストが，抗癌剤もより強力なタキサン
系が主体をなす現在の乳癌診療には当てはまらないと考える
（ホルトバジーの転移・再発乳癌では，ホルモン療法と化学
療法は同時に行わないとする治療指針も同様に古い薬剤の使
用下で出された結論）．我々は乳癌の 6 〜 7 割を占めるホル
モン受容体陽性例では，原則抗癌剤とホルモン療法剤は同時
併用投与する．

4．抗癌剤の病期別投与計画

　我々は，副作用や免疫能低下（担癌患者自身免疫力で癌と
戦っている）の軽減も兼ね，2011 年から抗癌剤注射の月間

投与量を減らし，投与期間を延長し，アンスラサイクリン系のTHPやMITは心臓への蓄積毒性を考え，12クールで中止している（**表2**：病期別投与計画参照）.

HER2（−）群では，注射による化学療法は，Ⅰ期1年間Ⅱ期2年間Ⅲ期3年間行う．初回はday1に体重や年齢でDXT20mg1Vまたは2Vを，day15に体重や年齢や心疾患の有無で，THP20mg1Vまたは30mg1VまたはMIT10mg1Vを投与し，これを4週毎に1年間繰り返す．若年，Ki67高値，低分化，トリプルネガティブで悪性度が高いと判断されれば，初回はday1に体重や年齢で，DXT20mg1Vまたは2Vを投与し，day8に体重や年齢や心疾患の有無で，THP20mg1Vまたは30mg1VまたはMIT10mg1Vを投与し，day15に同様にDXT20mg1Vまたは2Vを投与し，これを4週毎に1年間繰り返す．Ⅱ期例では，2年目は同様にDXT20mg1Vまたは2Vの4週（悪性度で2週）毎投与のみに変更して，1年間継続．Ⅲ期例では，2年目は体重や年齢で，DXT20mg1Vまたは2Vの4週（悪性度で2週）毎投与を1年間，3年目は同様にDXT20mg1Vまたは2Vの8週（悪性度で4週）毎投与を1年間継続する．

HER2（＋）群では，day1にDXT20mg，day8にHER8mg/kg体重を投与し，安全性を確認する．day29にHER6mg/kg体重＋DXT20mgを投与し，これのみ3週毎に1年半繰り返す．またday43に，体重や年齢や心疾患の有無で，THP20mgまたはMIT10mgを投与し，これのみ6週毎に1年半繰り返す．Ⅱ期では，体重や年齢でDXT20または40mg4週毎を1年，Ⅲ期では，体重や年齢でDXT20また

表 2：病期別投与計画（2011 年から．術前化療群や放射線治療群も総投与量は同じ．胸水例は DXT を同バイアル数の PTX に．）

	化学療法開始			
	1 年間	**2 年目**	**3 年目**	**4 年目以後**
HER2（－）群				
I 期	DXT20 または 40mg その 2 週後 THP20 または 30mg または MIT10mg（若年 Ki67 高値低分化トリプルネガティブは，DXT 投与翌週 THP や MIT 投与，その翌週 DXT 投与）上記を 4 週毎に繰り返す	1cm 以上のトリプルネガティブは，UFT 少量投与を 4 年間		
II 期	上記に同じ	DXT20 または 40mg を 4 週（悪性度で 2 週）毎に繰り返す	トリプルネガティブは，UFT 少量投与を 3 年間	
III 期	上記に同じ	上記に同じ	DXT20 または 40mg を 8 週（悪性度で 4 週）毎に繰り返す	トリプルネガティブは，UFT 少量投与を 2 年間

	化学療法開始			
	1 年半	**1 年半以後**	**2 年半以後**	**3 年半以後**
HER2（＋）群				
I 期	DXT20mg，1 週後 HER8mg/kg 投与し安全確認．HER6mg/kg ＋ DXT20mg 3 週毎と別日の THP20mg または MIT10mg 6 週毎を 1 年半繰り返す	UFT 少量投与を 3 年半		
II 期	上記に同じ	DXT20 または 40mg 4 週毎を 1 年間繰り返す	UFT 少量投与を 2 年半	
III 期	上記に同じ	上記に同じ	DXT20 または 40mg 4 週毎を更に 1 年間繰り返す	UFT 少量投与を 1 年半

は 40mg 4 週毎を 2 年追加する.

　上記のように極力端数が出ないよう**医療費環境問題**を考え
プロトコールを決める．HER は商品が 150mg と 60mg し
か無く，実際には理想量に近い端数が出ない組み合わせを選
択する．**HER2（＋）群やトリプルネガティブ例**では，抗癌
剤の注射終了後は，**メトロノーム化学療法**（後出の FAQ を
参照）の理論に従い，**UFT の少量投与**（100mg/ 日）を開始
し，注射と内服の抗癌剤投与期間が計 5 年くらいになるよ
うに，UFT の投与を継続後終了する．**胸水例**では，
PTX1V30mg，DXT1V20mg として，DXT と同じバイアル
数の **PTX に読み替える**.

第 3 章
乳癌発生予防，再発予防の
ための食事法，その他

（患者指導に利用を想定．補剤が副作用で使用できない患者では，特に重要）

1．肥満対策

　乳癌の発生頻度も再発も，肥満者に多い．閉経後のエストロゲンが，主に脂肪組織等にあるアロマターゼという酵素で男性ホルモンを材料に作られるからである．

　肥満対策では，**急速に血糖を上げないのが重要**（認知症も減る）で，吸収の関係で，おかずを食べ終え，お茶も飲んでから台所に行き主食を盛れば，顎が疲れ満腹に近く，盛る量は少なくなる（**おかずファースト**）．減塩（おかず単独では知らずに減塩を選ぶ）のおかず**をよく噛んで**（認知症も減る），素材の味や塩気以外の香ばしさや酸っぱさ，カレー味（毎日摂取のインド人の認知症は，同世代の米国人の約 1/4 であるが，インスタントのカレールーは塩分が多過ぎで，減塩や無塩のカレー粉から調理）等を楽しむ．初めからご飯を食卓に並べるのは，冷めない内にと早食いになるので禁止．主食としては，粉から作ったパンやウドンは吸収が早いので避け（麺類ならソバは可），味のない白米よりは玄米や五穀米，もち麦ご飯等が噛むと美味．おかずにイモ類やカボチャが入る場合は主食無し．ご飯には味付けでない**乾燥焼き海苔**（悪玉コレステロールを減らす）やタレを捨て，例えば**酢をかけた納豆**を乗せる．間食は敵で，どうしても欲しい場合は，甘くないガムやおしゃぶり昆布やコンニャクゼリーを試す．減量しても痩せないという患者には，痩せの大食いのタレントを挙げ，消化吸収の効率には個人差があり，もっと減量が必要と伝える．**肥満者に高血圧が多い**ことは常識で，今は大丈夫でも肥満が続けば，いずれ高血圧になる．WHO（世界保健機構）が推奨する 1 日の塩分摂取量は 5g 未満で，日本人は平均 11g 摂取．**同じ血圧でも塩分摂取が多い**と，動脈硬化が進んで**脳卒中が多い**というデータもある．日本乳癌学会診

療ガイドラインでは，乳癌術後の上肢リンパ浮腫は，腋窩郭清や照射によって生じ得る比較的多い上肢の機能障害の一つとされていて〔Breast Cancer Res Treat. 2013；140（3）〕，肥満が危険因子であることは証明されている．

　2．その他の生活改善
　近年の日本での乳癌の増加は，食生活の変化も大きな原因の一つである．食生活と乳癌発症リスクとの関連を明らかにするためには，大勢の女性を対象に一人ひとりが摂った食べ物の種類や量を調査し，長期間の追跡調査で乳癌の発症の有無を調べ，それらの間にどのような関連があるのかを検討しなければならない．こうした研究をまとめて，2007 年に「世界がん研究基金（WCRF）」と「アメリカがん研究所（AICR）」が，『食事，栄養と運動のがんの予防に関する報告書』（WCRF/AICR 報告書）を出版した．これは世界で最も信頼性の高い報告書とされていて，それによればアルコール飲料の摂取により，乳癌発症リスクが高くなることはほぼ確実である．

　大豆食品を多めに長期に摂取していると，乳癌の発症に抑制的に働く可能性が指摘され出した "エクオール" という物質を体内で産生できる体質になる．例えば，朝納豆，昼豆腐，夕油揚げ（大豆バーでも代用可），低脂肪乳を摂取している人では，乳癌発症リスクが低い傾向が認められたが，一方で脂肪を多く含む乳製品の摂取では，乳癌発症リスクは高くなるとの報告もある．

　更年期障害で産婦人科医から女性ホルモンを投与されている患者に時々出会うが，更年期障害の原因が女性ホルモンの

急激な減少であり，実際劇的に症状は改善するが，当院に赴任した頃の大昔に，乳癌細胞の増殖速度が予想以上に早かった症例を経験している．更年期障害にはなるべく女性ホルモンは避け，漢方薬や鍼治療等で地道に対処するのが無難と考える．

　他に一般的癌予防目的の免疫力増強に，ブロッコリーの毎日摂取（含まれるスルフォラファンに強力な抗癌作用あり．**ブロッコリースプラウト**；ブロッコリーの新芽がスーパーなどに出回っているが，これにはブロッコリーの 20 倍ものスルフォラファンが含まれていて，摂取後 3 日くらいは有効で 20g くらいを週 2 回程度購入すぐ摂取）や**水出し緑茶**（特に煎茶）も患者に勧めている．後者は冬に病院から帰宅時のインフルエンザ予防のためのうがい水としての使用も可．ブロッコリー毎日摂取や水出し緑茶は，筆者や家族も実践している．
　またほとんどの種類の癌予防や癌と戦う上で，**禁煙**（加熱式も含む）は必須で，今回の**コロナ禍**でも禁煙の重要性が再認識された．貴科や貴クリニックでも，ニコチンパッチの効くメカニズムを理解した上で，**ニコチンパッチだけの禁煙外来**を始めてはどうか．比較的容易に開始できる．

　紀元前の中国の医学書にも，笑いが健康に良いことが書かれており，古代ギリシャでも喜劇を観ることが病気の治療法と見なされていたこと，そして日本でも「笑う門には福来る」という言葉が日常でも使われているように，笑いが健康に良いことは国民は経験的に感じてきた．また，**笑いが NK 活性を高めた**との採血データもある．スマホや iPAD でいつでもお笑いの動画さえ観られる時代に，喫煙でストレス解消というのはあまりに時代遅れではないだろうか．

FAQ (firequently asked question)
（想定される質問と答え）

Q1 日本乳癌学会のガイドラインでは，抗癌剤の組み合わせの AC と CMF の有効性には差を認めないと紹介し，C 即ちシクロホスファミド入りの組み合わせを術後予防投与として勧めているが，どう考えるのか？

A1 筆者はタキサンが登場してからシクロホスファミド抜きの抗癌剤治療を 20 年以上行ってきたが，治療成績が明らかに改善した．吐き気や脱毛にもシクロホスファミドの関与が大であり，進行再発例以外で，強い嘔気やかつらが必要と感じるくらいの著明な脱毛は経験しない．2019 年日本乳癌学会作成の「患者さんのための乳癌診療ガイドライン」に主な治療法として，3 週毎 DXT や毎週 PTX の記載もある．

Q2 初診時Ⅳ期と診断した場合は，具体的には，どうするか？

A2 当院と似た治療をして頂くのがベストである．表 2 のⅢ期に準じる形で開始し，ある抗癌剤やホルモン療法剤が無効と判断されれば，別種に変更も補中益気湯やシメチジンは変えない．また抗癌剤の中止時期は，CR5 年が経過後再燃なしを確認しつつの徐々が良い，と現時点では考えている．紹介状を当院の病診連携室に FAX してもらえば，具体的プロトコールを例示し返却する（当院の病診連携室　TEL：0770-21-1266，FAX：0770-21-1005）．まず諦めずに闘うことから始めるよう，患者さんや家族を励ますのも重要．

Q3 初診時ではなく，術後ある程度経過後の遠隔転移再発ではどうする？

A3 初診時Ⅳ期例では，主治療薬で癌組織の大部分（ある程度体積がある部位では，薬剤耐性細胞の部分も血流不足等で）が壊死に陥り，そこから供給される特有の**抗原ペプチドを免疫細胞が認識**できる可能性が高い．一方，術後ある程度経過後の遠隔転移再発例では，抗癌剤やホルモン療法剤やHERに耐性となった癌細胞が多くなっている可能性が高く，また体力も落ちていて，今更非特異的免疫能の改善を目指しても困難である可能性も高い．第1章の冒頭で紹介の2019年の聖路加国際病院からの論文でも，初診時Ⅳ期例の方が転移再発例より明らかにPER ＋ HERでCRになりやすかったとしており，転移再発例における前治療による抵抗性の獲得が原因だろうと，その論文の著者らは推測している．初診時ではなく術後ある程度経過後の遠隔転移再発では，貴院で工夫して頂く以外にない．

Q4 上記理論では，初期の戦いで癌組織の大部分を壊死に陥らせることが重要としているが，術後長期に投薬が必要との主張との整合性は？

A4 後藤 典子先生（金沢大学がん進展制御研究所分子病態研究分野教授）によれば，組織幹細胞は自分で増えるだけでなく，分化すること（違う性質を持つこと）もできる．幹細胞が分裂して2つの細胞になると，1つは母細胞と同じ

多能性を持った幹細胞に，もう1つは組織を作るのに適した細胞になる．この性質は，癌細胞になった場合もある程度保たれる．特に乳癌は治療が終わってから10年，20年が経過しても再発することがあり，癌治療を生き伸びた幹細胞は"冬眠"に入る．乳癌の場合は冬眠期間が特に長いが，DNAに新たな傷が入ると目覚めて，再活性し癌組織を作り，再発する．

またベテスダ国立癌研究所（NCI）の研究チームは，乳癌細胞が，他の臓器で休眠し時間を置いて再発するメカニズムを明らかにした〔Nature Comm. 2018;9(1944)〕．乳癌細胞は，オートファジーと呼ばれる細胞プロセスを利用して，長期間患者の中で生き残り，長い休眠から覚めて突然牙をむく．オートファジーは，細胞が正常であるか癌性であるかにかかわらず，内部の構成要素が再構成され，ストレスが多い栄養不足の環境で生き残るときに発生する．これにより，細胞機能が部分的に停止し，一種の冬眠状態に似た状態になると，当然細胞分裂の過程で有効性を発揮する抗癌剤は効かない．

我々の**抗癌薬を病期に応じて長めに投与する方法**では，冬眠から目覚める度にそこをたたき，かつ補剤の助けにより新たに抗腫瘍免疫を活性化するので，細胞分裂がほぼ停止した**冬眠癌幹細胞にも有効になるチャンスが何度も訪れる**と考えている．

Q5 術後も高かった腫瘍マーカーが，術後の薬剤投与後に正常化した場合，対応して所属リンパ節より遠位のリンパ節が縮小すると初診時IV期とすることで，全体の成績を良く見せていないか？

A5 表1で画像の推移や病理検査から初診時Ⅳ期であることが疑いようがない12例中6例が，3年以上CR維持中であり（うち4例は，10年以上CR維持中），例え初診時Ⅳ期の定義を疑いようがない範囲に狭めても，我々の治療法の優位性は変わらない．

Q6 術後Ⅲ期の診断となった患者さんについては，具体的にどうすればいいのか？

A6 表2の病期別投与計画で抗腫瘍薬を開始，副作用に注意しつつ，補剤も1剤ずつ開始する．腫瘍マーカーを毎月採血し，術後の正常化に2ヵ月以上を要した場合には，術前のCTと術後の化学療法後のCTを比較し，少しでも縮小傾向にある部分があれば，初診時Ⅳ期であった可能性が高まるので注意．

Q7 初診時Ⅳ期乳癌の診断は，初診時にできないこともあるとの理解でいいのか？

A7 そのとおりであり，初診時の画像所見等から明らかにⅣ期と判明する場合が多いが，手術後でも判明せずCTの比較でようやく判明となると，半年近くかかる場合もありうる．したがってⅢ期くらいの患者や局所進行乳癌例については，主治医はその可能性について触れておいた方が良いし，腫瘍マーカーの増減に矛盾がないか等，注意を払うべきである．

Q8 本文中に出てきたメトロノーム化学療法とは何か？

A8 メトロノーム化学療法とは，低容量の抗癌剤をメトロノームのように一定の頻度で持続して投与する方法で，主として経口抗癌剤が用いられ，例えば UFT である．肺癌術後 UFT 少量長期投与を日本肺癌学会も推奨している（我々が乳癌に応用を始めたのは，西日本肺癌手術の補助化学療法研究会が，J Clin Oncol.1996;14(4) に UFT の肺癌術後投与が有効との報告してからで，その頃はメトロノーム化学療法とは呼ばれず）．もちろん乳癌でも保険適応あり．多くの抗癌剤治療はできるだけ一度に大量投与し，骨髄機能の回復を 1 ヵ月程待って再び投与する．最初のうちは効果があるが，徐々に効かなくなってきたり副作用がきつく治療を継続できない症例もあり，結局延命にならないことも多い．それに対し，メトロノーム化学療法には，目立った癌の縮小効果はないが，癌細胞の増殖を抑えたり，腫瘍の栄養血管の新生を抑制する効果がある．腫瘍の血管は脆いため，少量の抗癌剤でも効果がある．副作用も少なく治療を継続できるため，結果的に癌の拡大を抑えて予後の改善や QOL の向上に繋がることが多い．近年メトロノーム化学療法が免疫を高めるとする報告も出てきており，その機序は，制御性 T 細胞，骨髄由来免疫抑制細胞や M2 マクロファージ等の免疫抑制系を制御し，免疫抑制状態を解除することによるものとされている．UFT の長期間服用により味覚障害が出現し，内服中止後も回復しないことも 0.1% 未満にあるとされるが，食物中の亜鉛の吸収が阻害されるためで，亜鉛を含むサプリメントが有効のはずである．

Q9 　術後予防的抗癌剤投与期間が，Ⅲ期3年など通常より長いが，苦痛や費用は？

A9 　乳癌の増殖速度が他の癌と比べて遅く，乳癌術後の予防的ホルモン療法剤投与期間は，最初は5年投与が推奨されていたが，現在は10年に延長されている．一方日本乳癌学会診療ガイドライン治療編によれば，予防投与ではHER以外の抗癌薬のレジメンはすべて半年以内に終了する．先のFAQでも議論しているが，Ⅲ期とⅣ期の区別が容易ではない場合もあり，Ⅳ期に抗癌薬を5年以上投与しているのに，Ⅲ期では半年以内というのはどうか．そもそも害が少なければ，抗癌剤も病期に対応させて長めに投与するというのが正しいのではないか．2001年に始まったHERA試験というHERの予防的投与の治験で，1年間と2年間を比較して成績が変わらず，予防的投与期間は1年間が標準にされたようであるが，注射剤の治験で2年間というのは，あまり見ない長さである．治験は短期間で結果を出さないと収益に繋がらないという製薬業界の事情も見えてくる．

　Ⅰ～Ⅲ期の乳癌術後の予防的抗癌剤投与例のG-CSF（顆粒球コロニー刺激因子で，抗癌剤による好中球減少の改善目的で投与される比較的高価な薬剤）の1種であるフィルグラスチムの治験で，発熱性好中球減少症が3割以上にみられたとの報告（持田製薬医療関係者向けサイトより）を聞くと，通常の予防的抗癌剤投与であっても，抗癌剤をいかに集中的に投与し過ぎているかがわかる．非特異的免疫療法で活躍が期待されるリンパ球の絶対数も，好中球同様に減少するわけで，せっかく抗癌剤投与で壊れた（手術では取り切れなかっ

た）乳癌細胞から癌抗原が放出されても，それを非特異的免疫療法の**抗原ペプチドとして有効利用**できないのではと危惧する．

　もし再発すると，それからの人生は暗く，再発させないことが極めて重要である．再発した場合の治療費は，最終的に免疫チェックポイント阻害剤（唯一テセントリクが PD-L1 陽性の手術不能または再発トリプルネガティブ乳癌への適応拡大を 2019 年 9 月に取得．国際共同第 III 相臨床試験の Impassion 130 試験では，無増悪生存期間の有意な延長は得られたが，全生存期間の延長は有意とまで言えず，免疫チェックポイント阻害剤の他癌での成績に比べ苦戦している）にまで行き着くと，月 100 万円程で（本人負担は限度額まで），他の新規の分子標的治療薬の適応となっても決して安くはない．元キャンディーズの田中好子さんが 19 年乳癌と闘った末に乳癌で亡くなったことからも判るが，乳癌で亡くなるのは経済的に安くないし，苦悩の期間も長い．再発予防に今以上に努力し費用をかけるべきである．抗癌剤の予防的投与では，1 回量を減らして（当然抗癌剤投与による苦痛を訴える患者は少なくなる）病期に応じて投与期間を選択する方法を 9 年以上行ってきたが，今までに経済的に困って脱落した患者さんはない．

●長期投薬におけるその他の注意

　抗癌薬投与前には，本人家族に投与の必要性や期間を説明し，同意を文書で取っている．補剤についても保険適応とは別の非特異的免疫能の増強に主目的があることや，副作用が疑われたらすぐ中止することを説明し同意を得てから投与開始してきた．

　治療関連白血病や**治療関連骨髄異形成症候群**は，シクロホスファミドのようなアルキル化剤による治療後，放射線治療後，トポイソメラーゼⅡ阻害薬（アンスラサイクリン系も含まれるが，我々は1回量が少な目の12回投与で中止としている；力価換算でピラルビシンでは，AC療法のドキシルビシン60mg/㎡体表面積　3週毎4回の総量と比べ最大で2/3程度となり，ミトキサントロンでは，AC療法のドキシルビシン総量の4/3程度となる）による治療後に発症することが多い．5-FU，UFT，TS-1などの代謝拮抗剤，白金製剤，タキサン系薬剤でも発症することが報告されているが，その頻度は低い．いずれの抗癌剤でも総投与量が一定量を超えると，急激に発症率が高まるようである〔日化療会誌2007；55（3）〕．当院では，乳癌治療後の白血病も，骨髄異形成症候群も，過去2000年にまで遡っても1例も経験していない．多くの症例で補剤を投与していて，それが白血病や骨髄異形成症候群の予防に働いている可能性がある．抗癌剤中止後も数年はその補剤の継続に努めている．また術後10年以上経過後も半年に1回程度は血液像をチェックすることが重要と考える．

　添付文書等には，**DXT総投与量**が多くなると，**しびれや浮腫**の副作用が頻発すると記載されているが，月（4週間で計算）の投与量が通常量の半分程度と少ないせいか，これら

の発生は少なく，程度も軽く，これらの副作用のみで中止した例は経験していない．初診時Ⅳ期でも，**表 2**のⅢ期に準じる形で投与し始める．胸水例では，PTX1V30mg，DXT1V20mgの場合，DXTは同じバイアル数のPTXに置き換えるが，その場合でも月間投与量は通常投与量の半分程となる．**症例 5**のERIも，月間投与量は通常量の半分程であった．抗癌剤の月間投与量を少なくすることは，本人の抗腫瘍免疫の力を減らさず，また一気に大量の癌細胞壊死が起こることが原因とされる**腫瘍崩壊症候群**のような重篤な副作用も起こりにくいはずで，実際過去に腫瘍崩壊症候群は経験していない．

Q10 2020 年 4 月に新型コロナ肺炎で死亡した女優の岡江久美子さんについて，所属事務所のコメントに，「昨年末に初期の乳癌手術をし，1 月末から 2 月半ばまで放射線治療を行い，免疫力が低下したのが重症化した原因かと思われます」とあったが，どう考えるのか？

A10 夫の俳優の大和田獏さんが，当地敦賀市出身だから特に関心があるわけではないが，当院でも乳房温存手術後の放射線照射で，放射線肺臓炎を併発した例は経験がある．乳房は，筒状の胸郭にややカーブを描いて張り付いているので，どんな素晴らしい照射の機器をもってしても，肺に影響を及ばさずに手術した側の残存乳房全体に放射線を治療量あてることは不可能である．日本乳癌学会が出している患者さんのためのガイドラインでも，100 人に 1 人くらいの割合で，放射線肺臓炎，100 人に 2 人くらいの割合で器質化肺炎（いわゆる BOOP）がみられ，典型的な放射線肺臓炎は放射線が強くあたった部分の肺に治療後半年以内に発生し，器質化肺炎では放射線がほとんどあたっていない部分の肺にも炎症が広がることが多く，炎症が長引くケースもある，と記載されている．新型コロナの重症化のきっかけは，肺でのウィルスの増殖であり，岡江さんのケースでも，放射線が肺局所の免疫力を低下させたとすれば，説明しやすい．

　放射線肺臓炎が長延いた例を経験後，癌から十分手術断端が離れるよう切除範囲を大き目に設定し，抗癌剤やその他の投薬に重きを置くようにしているため，術後の放射線治療例は当院では減ってきた．逆に高齢過ぎて全身麻酔に危険性があり，局所麻酔＋胃カメラ時に使う鎮静剤の静注で乳癌を切

除し，断端に癌の露出が疑われるような症例に，放射線照射を勧めている．

　日本感染症学会ホームページで，新型コロナウイルス感染症の漢方治療に関する文献として，漢方医学の第一人者の小川恵子先生（金沢大学附属病院漢方医学科臨床教授）の論文が紹介されており，論文内で免疫システムを活性化し，新型コロナの無症状病原体保有者の病原体陰性化の促進も期待できるものとして補中益気湯も挙げられている．2020 年 4 月 18 日発行の医事新報 Web 版の緊急寄稿で，横浜薬科大学特別招聘教授の渡辺賢治先生ほかは，「新型コロナウイルス感染症に対する漢方の役割」の中で，現場で感染リスクに暴露されているスタッフには，補中益気湯を勧めるとしている．

索引

著者プロフィール

いち　はし　たくみ
市 橋　匠

1979 年　　金沢大学 医学部卒業

1984 年　　「悪性腫瘍に対する温熱療法と非特異的免疫
　　　　　　療法の併用に関する実験的研究」により医学
　　　　　　博士取得（金沢大学大学院医学研究科にて）

生存率を劇的に高める
乳癌患者の非特異的免疫力改善法
―初診時Ⅳ期乳癌でさえ　6 例が 5 年以上完全緩解持続中―

2020 年 11 月 14 日発行　　　　　第 1 版第 1 刷 ©

著　者　市橋　匠
発行所　医学教育研究所
発売所　総合医学社

　　　　〒101-0061　東京都千代田区神田三崎町 1-1-4
　　　　電話 03-3219-2920　FAX 03-3219-0410
　　　　E-mail：sogo@sogo-igaku.co.jp
　　　　URL：http://www. sogo-igaku. co. jp

Printed in Japan　　　　　　　　　印刷所：シナノ印刷
ISBN978-4-88378-722-7